《脊柱伤病**1000**个为什么》丛书 | 总主编 韦以宗

第十三分册

脊椎骨质疏松

54 个为什么

主编 王 松 张汉卿 张国仪

U0273274

中国中医药出版社
·北 京·

图书在版编目（CIP）数据

脊椎骨质疏松 54 个为什么 / 王松，张汉卿，张国仪
主编 . —北京：中国中医药出版社，2019.6
（脊柱伤病 1000 个为什么）
ISBN 978 – 7 – 5132 – 5492 – 2

Ⅰ . ①脊… Ⅱ . ①王… ②张… ③张… Ⅲ . ①脊柱
病 – 骨质疏松 – 防治 – 问题解答 Ⅳ . ① R681.5–44

中国版本图书馆 CIP 数据核字（2019）第 040563 号

中国中医药出版社出版
北京经济技术开发区科创十三街 31 号院二区 8 号楼
邮政编码 100176
传真 010-64405750
河北省武强县画业有限责任公司印刷
各地新华书店经销

开本 880×1230 1/32 印张 3.5 字数 59 千字
2019 年 6 月第 1 版 2019 年 6 月第 1 次印刷
书号 ISBN 978 – 7 – 5132 – 5492 – 2

定价 35.00 元
网址 www.cptcm.com

社 长 热 线 010–64405720
购 书 热 线 010–89535836
维 权 打 假 010–64405753

微信服务号 zgzyycbs
微商城网址 https://kdt.im/LIdUGr
官 方 微 博 http://e.weibo.com/cptcm
天猫旗舰店网址 https://zgzyycbs.tmall.com

如有印装质量问题请与本社出版部联系（010-64405510）

《脊柱伤病1000个为什么》丛书
编委会

第十三分册
《脊椎骨质疏松54个为什么》
编委会

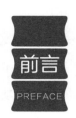

前言

PREFACE

　　《脊柱伤病1000个为什么》是一套科普作品，向大众普及人体脊柱解剖结构、运动功能、运动力学知识及常见脊柱伤病的病因病理和诊断治疗、功能锻炼、预防养生的基本知识，共15分册，即《脊柱解剖名词120个为什么》《脊柱运动与运动力学100个为什么》《脊椎错位是百病之源70个为什么》《脊椎骨折80个为什么》《颈椎病86个为什么》《椎间盘突出84个为什么》《胸背痛30个为什么》《青少年脊柱侧弯64个为什么》《腰椎管狭窄症54个为什么》《腰椎滑脱48个为什么》《下腰痛30个为什么》《青年妇女腰胯痛30个为什么》《脊椎骨质疏松54个为什么》《脊柱保健练功100个为什么》《脊柱食疗保健50个为什么》。

　　2016年10月25日，中共中央国务院发布《健康中国2030规划纲要》指出："大力发展中医非药物疗法，使其在常见病、多发病和慢性病防治中发挥独特作用。""到2030年，

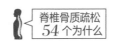
中医药在治未病中的主导作用……得到充分发挥。"①

新版《中华人民共和国职业大典》新增的专业——中医整脊科，正是以"调曲复位为主要技术"的非药物疗法。该学科对人类脊柱运动力学的研究，揭示的脊柱后天自然系统，将在防治脊柱常见病、多发病和慢性病以及治未病中起到独特作用和主导作用。

一、脊柱与健康

当前，颈腰病已严重威胁人类的健康，世界卫生组织已将颈椎病列为十大危害人类健康之首。据有关资料表明，颈腰病年发病率占 30%。在老年人疾病中，颈腰病占 43%，并波及青少年。据调查，有 18.8% 的青少年颈椎生理曲度消失、活动功能障碍。

脊柱可以说是人体生命中枢之一，它包括了人体两大系统，即骨骼系统的中轴支架和脊髓神经系统。除外自身疾病，人体的器官（除大脑之外）几乎都受脊髓神经系统的支配。所以，美国脊骨神经医学会研究证明，人体有 108 种疾病是脊椎错位继发。

---

① 《中国中医药报》2017 年 8 月 7 日发表的"中医整脊学：人类脊柱研究对健康的独特作用"。

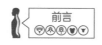

当今，危及人类生命的肿瘤与癌症，一般多认为是免疫功能障碍所致。中医学将人类的免疫功能称为"阳气"，"阳气者，若天与日，失其所，则折寿而不彰"（《素问·生气通天论》）。而位于脊柱的督脉总督阳经，是"阳脉之海"（《十四经发挥》）。可见，脊柱损伤，不仅自身病变，而且骨关节错位，导致脊神经紊乱而诱发诸多疾病。脊椎移位，督脉受阻，阳气不彰（免疫功能下降），可导致危及生命的病症。因此，脊柱的健康也是人体的健康。

二、中医整脊学对人类脊柱的研究

中医对人体生命健康的认知，是"道法自然""天人合一"的，对脊柱的认识是整体的、系统的、动态的。伟大的科学家钱学森说过："系统的理论是现代科学理论里一个非常主要的部分，是现代科学的一个重要组成部分。而中医理论又恰恰与系统论完全融合在一起。"系统论的核心思想是整体观念。钱学森所指的中医系统论，不仅仅局限在人体的系统论，更重要的是天人合一的自然整体观。

系统在空间、时间、功能、结构过程中，没有外界特定干预，这个系统是"自然组织系统"，又称"自组织系统"。人体生命科学的基本概念是"稳定的联系构成系统的结构，

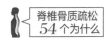
保障系统的有序性"。美国生理学家 Cannon 称为生命的稳态系统，即人体是处在不断变化的外环境中，机体为了保证细胞代谢的正常进行，必须要求机体内部有一个相对稳定的内环境。人类脊柱稳态整体观，表现在遗传基因决定的脊柱骨关节系统、脊髓脊神经系统和附着在脊柱的肌肉韧带系统的有序性。

我们将遗传基因决定形成的系统，称为"脊柱先天自然系统"，即"先天之炁"。如果说，脊柱先天自然系统是四足哺乳动物共同特征的话，中医整脊学对人类脊柱的研究，则揭示了人类特有的"脊柱后天自然系统"，即"后天之气"。

中医整脊学研究证明，人类新生儿脊柱与四足哺乳动物脊柱是一个样的，即没有颈椎和腰椎向前的弯曲。当儿童 6 个多月坐立后，出现腰椎向前的弯曲（以下简称"腰曲"）；当 1 周岁左右站立行走后，颈椎向前的弯曲（以下简称"颈曲"）形成。颈曲和腰曲形成至发育成熟，使人类的脊柱矢状面具备 4 个弯曲——颈曲、胸曲、腰曲和骶曲。这四个弯曲决定了附着脊柱的肌肉韧带的序列，椎管的宽度，脊神经的走向，脊柱的运动功能，乃至脏腑的位置，这是解剖生理的基础。特别是腰曲和颈曲，是人类站立行走后功能决定形态的后天脊柱自然系统组成部分。中医整脊学称之为"椎曲论"，即颈腰椎曲是解剖生理的基础、病因病理的表现、诊断的依据、治疗的目标和疗效评定的标准，是中医整脊科的核心理论之一。

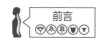
中医整脊学对人类脊柱研究发现另一个后天自然系统，是脊柱四维弯曲体圆运动规律。人类站立在地球上，脊柱无论从冠状面或矢状面都有一中轴线——圆心线。颈椎前有左右各一的斜角肌，后有左右各一的肩胛提肌和斜方肌；腰椎前有左右各一的腰大肌，后有左右各一的竖脊肌。这四维肌肉力量维持脊柱圆运动，维持系统的整体稳态。

由于系统是关联性、有序性和整体性的，对于脊柱整体而言，腰椎是结构力学、运动力学的基础。腰椎一旦侧弯，下段胸椎反向侧弯，上段胸椎又转向侧弯，颈椎也反侧弯；同样，腰曲消失，颈曲也变小，如此维持中轴平衡。

中医整脊学研究人类脊柱发现的脊柱后天自然系统，还表现在脊柱圆筒枢纽的运动力学，以及脊柱轮廓平行四边形平衡理论上。脊柱的运动是肌肉带动头颅、胸廓和骨盆三大圆筒，通过四个枢纽关节带动椎体小圆筒产生运动的。脊柱轮廓矢状面构成一个平行四边形几何图像，从而维持其系统结构的关联性、有序性和整体性。

三、疾病防治的独特作用和主导作用

脊柱疾病的发生，就是脊柱系统整体稳态性紊乱。整体稳态性来源于生命系统的协同性，包括各层次稳态性之间的协同作用。脊柱先天性自然系统的稳态失衡，来源于后天自然系统各层次稳态性协同作用的紊乱。根据系统整体稳态的规律，我们发掘整理中医传统的非药物疗法的正脊骨牵引调曲技术，并通过科学研究，使之规范化，成为中医整脊独特技术。以此非药物疗法为主要技术的中医整脊学，遵循所创立的"理筋、调曲、练功"三大治疗原则，"正脊调曲、针灸推拿、内外用药、功能锻炼"四大疗法，以及"医患合作、筋骨并重、动静结合、内外兼治、上病下治、下病上治、腰痛治腹、腹病治脊"八项措施的非药物疗法为主的中医整脊治疗学。调曲复位就是改善或恢复脊柱的解剖生理关系，达到对位、对线、对轴的目的。

根据脊柱后天自然系统——脊柱运动力学理论指导形成的中医整脊治疗学，成为脊柱常见病、多发病和慢性病共 25 种疾病的常规疗法，编进《中医整脊常见病诊疗指南》。更重要的是，中医整脊非药物疗法为主的治疗技术，遵循系统工程的基本定律，即"系统性能功效不守恒定律"，是指系统发生变化时，物质能量守恒，但性能和功效不守恒，且不守恒是普遍的、无限的。其依据是：由物质不灭定律和能量守恒定律可知，系统内物质、能量和信息在流动的过程中物质是不灭的、能量是守恒的，而反映系统性能和功效的信息，因可受干扰而失真、放大或缩小，以至湮灭，故是不守恒的。

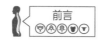
　　脊柱疾病的发生，是后天自然系统整体稳态（性能和功效）失衡，影响到先天自然系统的物质和能量（骨关节结构、神经、血液循环和运动功能）紊乱，进而发生病变。中医整脊学非药物为主的治疗方法，就是调整后天自然系统的性能和功效，维护先天自然系统的物质和能量（不损伤和破坏脊柱骨关节结构等组织），是真正的"道法自然"的独特疗法，也必将在脊柱病诊疗中起到主导作用。

　　另一方面，中医整脊在研究人类脊柱圆运动规律中，发现青年人端坐1小时后，腰曲消失，颈曲也变小，证明脊柱伤病的主要病因是"久坐"导致颈腰曲紊乱而发生病变，因此提出避免"久坐"，并制订"健脊强身十八式"体操，有效防治脊柱伤病。脊柱健，则身体康。中医整脊学对人类脊柱的研究，在治未病中的主导作用，必将得到充分发挥。

　　综上所述，《脊柱伤病1000个为什么》丛书将有助于广大读者了解自身的脊柱，以及脊柱健康对人体健康的重要性，进而了解脊柱常见疾病发生和防治的规律，将对建设健康中国、为人类的健康事业做出贡献。

世界中医药学会联合会脊柱健康专业委员会

会长　韦以宗

2018年8月1日

目录

CONTENTS

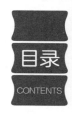

脊椎骨质疏松54个为什么

脊椎骨质疏松54个为什么

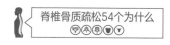
1. 为什么叫骨质疏松？

答：骨质疏松（osteoporosis，OP）是一种以骨量低下、骨微结构破坏，骨脆性增加，易发生骨折为特征的全身性骨病。人体骨骼同其他组织一样不断地进行着新陈代谢，即骨的重构（骨的吸收和骨的形成）达到平衡的过程。到生命的第四个十年（图1），骨吸收会稍大于骨生成，便会持续发生轻微的骨量丢失，也就是被分解的骨组织比新制造的骨组织要多，导致骨量慢慢流失（图2）。骨量的逐渐减少，可首先使骨变薄变轻，骨小梁变细，若骨量继续减少则可使一些骨小梁之间的连接消失，甚至骨小梁也消失，形成骨质疏松（图3）。

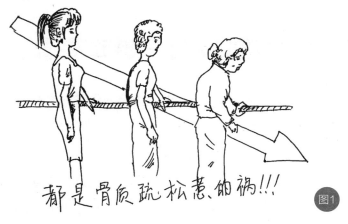

都是骨质疏松惹的祸!!!

图1

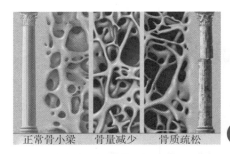

正常骨小梁　　骨量减少　　骨质疏松　　图2

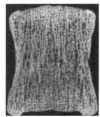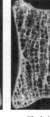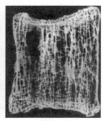

骨变薄变轻　　　骨小梁也消失　　　骨质疏松

图3

（王松、祝乾清、曾曼杰）

2. 为什么有人认为骨质疏松是老年人衰老的表现？

答：主要是因为骨质疏松的发生率与年龄因素有关，骨质疏松多见于中老年人，是中老年人常见的疾病（图4）。其原因主要表现为以下几方面：①一般来说，人在35~40岁以后新陈代谢减慢，骨骼骨量减少，骨微结构退化，骨脆性增高，且易发生骨折、骨痛的骨骼病理变化，原来的骨骼骨质发育不够致密者，更容易发生骨质疏松。②老年人行动迟缓（图5），动作减少，长期久坐或卧床，都会引起骨质疏松。③老年人饮食量减少，营养缺乏，钙摄取减少，并且身体维生素D含量下降。④老年人消化功能减退，钙和蛋白质吸收障碍。⑤老年人骨的重构（骨的吸收和骨的形成）中骨吸收要大

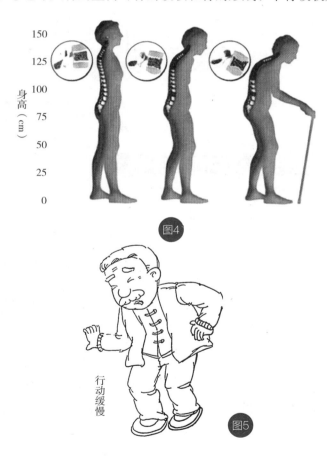

身高（cm）

150
125
100
75
50
25
0

图4

行动缓慢

图5

于骨的形成。因此，骨质疏松是老年人衰老的表现（图6）。

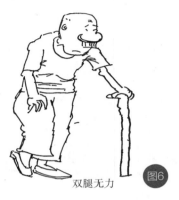

双腿无力 图6

（张汉卿、郭礼跃、胡继军）

3. 为什么青年人也可能有骨质疏松？

答：青年人的生活习惯常常无固定规律，加之以下几种原因也有可能导致骨质疏松：

（1）不良的生活习惯，如没有规律的睡眠，长期吸烟，饮用碳酸类饮料、咖啡、酒等，造成骨质发育不良，骨质流失，诱发骨质疏松（图7）。

（2）节食减肥。现在大多女青年因节食减肥，导致营养缺乏，使体内摄钙不足，在体重减轻的同时，由脂肪转换成的雌激素量也在减少，加速骨骼钙质丢失，继发骨骼骨质疏松（图8）。

（3）阳光照射少，特别是一些女性为了美，缺乏日照使体内摄钙量严重不足，导致骨质疏松。

（4）运动量的减少，致使骨量丢失，骨质疏松出现。现代年轻人运动少得可怜，他们上下班以车代步，上下楼以电梯代楼梯，以电话联络代替登门造访，每天拼命忙于事业等，这些占去了大量体育锻炼的时间，不知不觉发生骨质疏松（图9）。

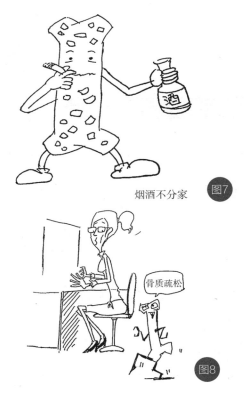

烟酒不分家 图7

图8

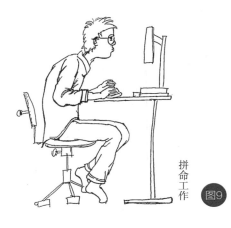

拼命工作 图9

（王松、张爱华、杨殿忠）

4. 为什么说骨质疏松与性激素有关?

答：性激素系指由动物体内的性腺及胎盘、肾上腺皮质网状带等组织合成的甾体激素，具有促进性器官成熟、性别特征发育和维持性功能等作用，包括雌激素、孕激素和雄激素。它们直接影响骨的代谢，抑制骨质的吸收，促进骨的形成，维持骨骼的骨量（图10）。雌激素能增加降钙素的分泌和抑制甲状旁腺激素的活性，从而抑制了骨骼钙的融出，并且雌激素可使成骨细胞活性增强，能使骨的形成大于骨的吸收，使骨质变得强壮、坚硬。另外，雌激素还可作用于人的肠和肾小管，增加钙质的吸收。雄激素能够刺激成骨细胞的功能。

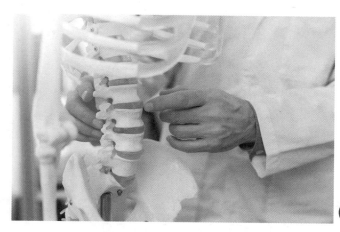

图10

孕激素可减少骨皮质丢失，维持骨皮质骨量。正常人体甲状腺的 C 细胞能制造一定量的降钙素，性激素有促进降钙素生成的作用。降钙素的功能主要是抑制破骨细胞的生成，限制其促进成骨细胞的生成和提高成骨细胞的活性，有利于新骨形成。当性激素水平下降后，这些自然的原因使人体内破骨细胞活性大于成骨细胞活性（图 11），骨吸收加速，骨形成减慢，最终骨密度降低，发生骨质疏松（图 12）。

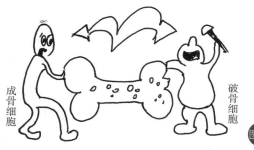

成骨细胞　　破骨细胞

图11

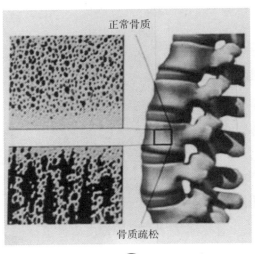

正常骨质

骨质疏松

（张汉卿、郭礼跃、张桂友）

5. 为什么骨骼有生长强壮和退化衰弱的变化?

答：人的骨骼同机体其他系统一样，随着年龄增长，从身体生长、发育、成熟到最后进入衰老（图13）。骨骼的生长同样要经历发育增长期、平衡峰值期、衰老下降期三个时期（图14）。

（1）发育增长期：从出生至20岁，骨骼生长发育，骨密度值持续增长；其中，7~8岁的男女儿童以及13~14岁的少女、15~16岁的少年有两个快速的骨密度增长期。

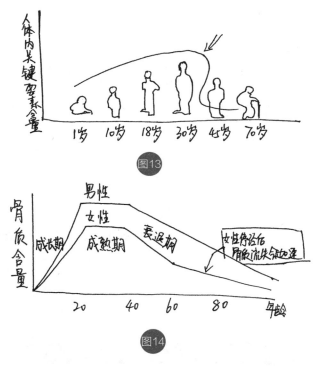

图13

图14

（2）平衡峰值期：从20~40岁，骨骼生长处于相对平衡状态，骨密度也处于一生的峰值期。这一时期又可分为峰值前、后两个时期。在峰值前期，骨量缓慢增长，最后男女分别在33~35岁和32~33岁达到骨量峰值最高。在此时期骨量峰值，就相当于人体中的"骨矿银行"，储备越来越多，也可以说这一阶段是人的骨骼最强壮的时期。

（3）衰老下降期：从40岁开始骨骼逐渐衰老，骨量逐步下降。即骨骼逐渐退化衰弱（图15）。

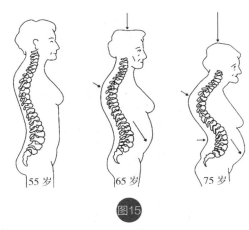

55岁　　65岁　　75岁

图15

综合以上过程，说明人的骨骼有生长强壮和退化衰弱的变化。

（张汉卿、郭礼跃、邓长翠）

6. 为什么中老年人膝关节痛可能与骨质疏松有关?

答：随着年龄增高，中老年人膝关节疼痛与骨质疏松的发生率不断上升。骨质疏松归属于中医学"骨痿""骨痹"的范畴，其病因病机以肝肾亏虚，外加风、寒、湿邪侵袭为主（图16）。膝为筋之府，肝主筋，主藏血，肝血足则筋脉强劲，束骨而利关节。肾为先天之本，藏精生髓，在体为骨，肾气、肾精充足则骨骼强健、身体壮实。随着年龄增长，人体正气渐衰，脏腑亏虚，肾精亏损，肝血不足，以致骨和筋脉失养，加之风、寒、湿邪易乘体虚而侵袭，留于膝部关节，导致关节疼痛、屈伸不利（图17）。由此可见，膝关节痛和骨质疏松都好发于中老年人群，肝肾亏虚为其致病之本。随着年龄增大，尤其是绝经后的妇女，由于遗传、代谢、体重、营养、损害等多种因素的综合作用，导致了膝关节痛与骨质疏松发病率上升（图18）。

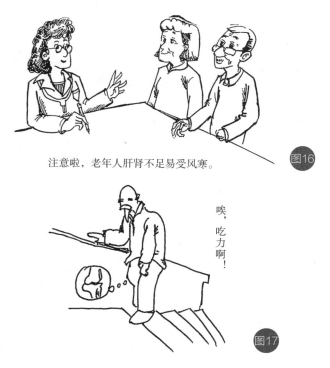

注意啦，老年人肝肾不足易受风寒。　图16

唉，吃力啊！

图17

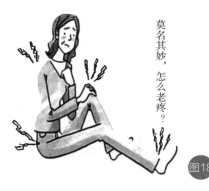

莫名其妙，怎么老疼？

图18

（张汉卿、冯华山、张桂友）

7. 为什么中老年人骨质疏松有骨痛、乏力？

答：骨质疏松症引起骨痛的原因主要有这几个方面（图19、图20、图21）：①在骨转换过程中，骨吸收不断增加，骨小梁被破坏，引起骨膜下皮质骨破坏，刺激骨膜。破骨细胞溶骨引起骨痛，主要是夜间疼痛；②中老年期，人体重力、机械应力导致骨骼微骨折，主要是劳累疼痛；③后期骨骼出现畸形使得肌肉和韧带的受力出现异常，中老年骨质疏松病人在进行活动时，腰部、背部肌肉会长期紧张，使得两处肌肉异常疲劳、痉挛而引起骨痛的发生；④较为严重的低骨量，需要长期卧床休息引起骨痛；⑤骨的脆性增加引起骨折，继而引起骨痛、乏力，主要是中老年骨质疏松病人，由于维生素 D 缺乏或不足，肌肉力量下降及肢体活动度降低引起。

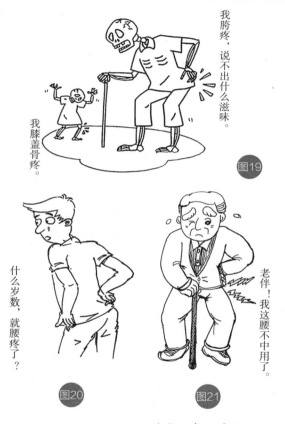

（张汉卿、郭礼跃、邓长翠）

8. 为什么说检查骨质疏松除影像学外，还有其他仪器？

答：骨质疏松的检查仪器除了影像学外，主要还有超声骨密度检查和双光能X线的检查。

超声骨密度检查（图22）一般检查的是脚后跟，或者是腕关节，相对来说有比较大的误差，它可以作为筛查目的来进行检查，是比较准确的一种。另外一种是目前作为金标准的检查方式，叫双光能X线的检查（图23），这个仪器有一个数字的平板，病人躺在上面，然后在检查的部位进行一束高能的X线和一束低能的X线扫描，因为人体不同的组织对于这个高能X线和低能X线的吸收率是不一样的，通过计算机来计算出这个部位骨密度到底是多少，这是比较准确的检查方式。这种检查主要测的是腰椎和髋部的一个骨密度，这个数值也是目前全世界比较标准的值，所以一般临床常用这个方式来检查。

在影像学方面主要包含X线检查和显微CT。X线检查最不准确，往往只能够发现很严重的骨质疏松的病人，并且它也跟每次放射量的多少有关系，我们很少用X线的影像学检查结果来作为骨质疏松的标准判定。另一种较为高级的影像学检查，叫微观CT（Micro CT）。Micro CT是一种能够直接看到骨小梁结构的CT检查（图24），但这个比较昂贵，大多数地方是没有的。所以现阶段我们一般是用双光能X线的检查结果作为诊断骨质疏松的一个很好的标准。

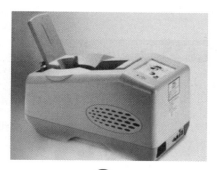

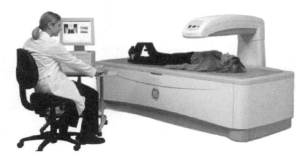

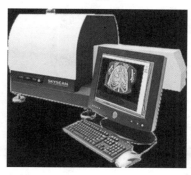

（王松、张爱华、杨殿忠）

9. 为什么中老年人骨质疏松不一定是病？

答：中老年骨质疏松是因为随着年龄的增长（图 25），性激素水平下降，会使降钙素分泌减少，破骨细胞活性增强（图 26），骨钙流失，骨的形成减少，骨的吸收增加，每个骨

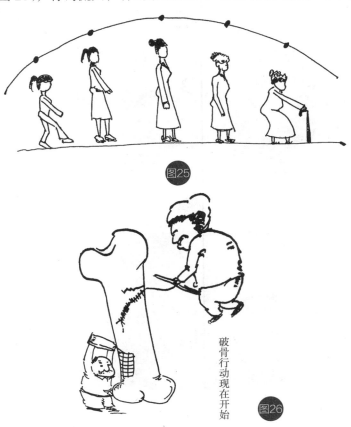

图25

破骨行动现在开始

图26

再建单位骨吸收量和骨形成量之间平衡失调，致使骨质变薄，骨量减少（图27），骨质变稀疏，骨密度、骨强度、骨钙含量均下降，这是一种正常的生理变化。所以中老年人的骨质疏松不一定是病，骨质疏松引起的一些并发症才能成为一种病，如骨质疏松引起的椎体压缩性骨折等。

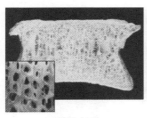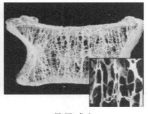

骨质变薄　　　　　　　　骨量减少

（王松、张爱华、杨殿忠）

10. 为什么中老年人骨质疏松容易产生一些并发症？

答：骨质疏松常常伴身长缩短、驼背、骨折、呼吸功能下降和胸廓畸形等并发症（图28、图29）。中老年人在身体形态和机能方面均发生了一系列变化，主要表现在：①机体组成成分中代谢不活跃的部分比重增加，比如65岁与20岁相比，体内脂肪多出部分可达体重的10%～20%；而细胞内水分却随年龄增长呈减少趋势，造成细胞内液量减少，并导致细胞数量减少，出现脏器萎缩。②器官机能减退，尤其是消化吸收、代谢功能、排泄功能及循环功能减退，如不适当加以调整，将会进一步促进衰老过程的发展。因此，中老年人骨质疏松易产生一些系列并发症（图30）。有些并发症会对人产生很大危害，如驼背和胸廓畸形者常伴胸闷、气短、

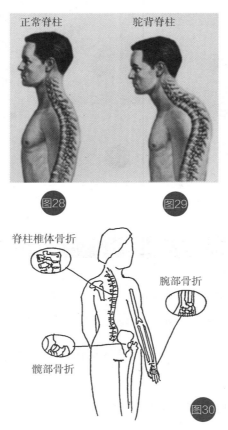

正常脊柱　　　　　驼背脊柱

图28　　　　　　　图29

脊柱椎体骨折

腕部骨折

髋部骨折

图30

呼吸困难，甚至发绀，上呼吸道不畅会导致呼吸道和肺部感染；骨的脆性增加会导致髋部骨折等。

（王松、祝乾清、曾曼杰）

11. 为什么中老年人逐渐驼背可能是骨质疏松的表现？

答：驼背是一种较为常见的脊柱变形（图31），是胸椎后突所引起的形态改变。驼背的主要原因有背部肌肉力量下降和椎体骨折后高度丢失（图32），具体如下：①体内的性激素影响着肌肉的力量弹性，更年期以后性激素水平下降，肌肉的强度和弹性均变差。当背部肌肉松弛，没力量向后牵拉时，脊柱整体向前弯曲，人就逐渐驼背、变矮，长期如此甚至可发展为严重的脊柱前倾弯曲。②对于骨质疏松病人来说，椎体内部骨小梁萎缩，数量减少，疏松而脆弱的椎体受压易发生骨折，因胸段椎体后侧有肋椎关节的支持，会变成前矮后高的楔形。如果多个胸椎椎体发生骨折可导致脊柱胸段前屈，形成驼背（图33）。③正常人的胸椎有向后弯曲的倾向，人到了中老年后，这个弯曲倾向会加大，形如驼峰一样。排除病理因素所致外，它的形成可能是一个人的习惯姿势，长期低头行走，导致背部肌肉适应性张力下降，或者是个别长期心肺疾病，出现代尝性"驼背"。驼背是中老年人常见的生理现

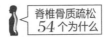

象，骨质疏松可能出现驼背的表现，但驼背不一定就是骨质疏松。

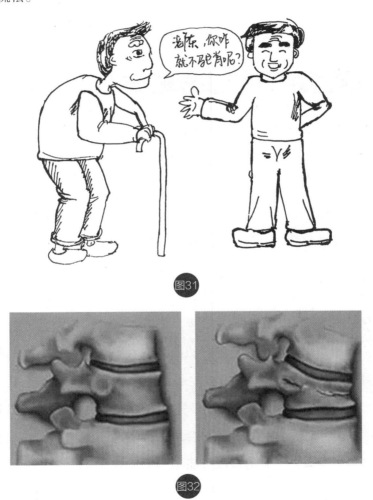

图31

图32

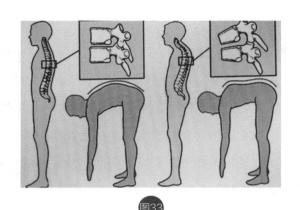

图33

（张汉卿、郭礼跃、邓长翠）

12. 为什么骨质疏松并发骨折多发生于脊椎骨？

答：脊柱由脊椎骨及椎间盘构成，是一个相当柔软又能活动的结构（图34）。脊椎椎体的骨质组成以骨松质为主（类似于海绵样），承受着人体的重量，是人体的支柱，位于人体背部正中，上端接颅骨，下端达尾骨尖，分颈、胸、腰、骶及尾五段，身体的重量和所受的震荡即由脊柱传达至下肢。脊柱不仅是支撑人体的支柱，而且还有缓冲身体的压力和震荡，保

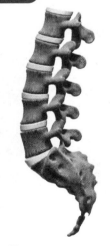

图34 脊柱由脊椎骨及椎间盘构成

护内脏的功能（图35）。从骨质结构看，脊椎骨与其他四肢骨不同，四肢骨以骨皮质为主，骨皮质力度、强度高于骨松质。因此，人进入中老年，性激素水平下降，骨的重构是骨的吸收大于骨的形成，更容易使脊椎椎体内海绵样的松质骨吸收，骨量丢失，加上脊椎骨在骨松质的基础上长期频繁地承受人体重量、缓冲身体的压力和震荡的刺激，致使脊椎骨更容易出现骨质疏松并发脊椎骨骨折（图36）。

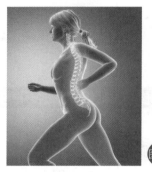

骨质疏松，胸腰段椎体最容易压缩。

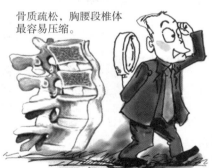

（王松、张爱华、杨殿忠）

13. 为什么说骨质疏松并发骨折都是由外力引起的?

答:我们将骨骼正常的骨小梁的连续性发生中断称之为骨折。生活中的各类骨折都离不开力的作用,这种力我们称之外力,又分为直接外力和间接外力。生活中由骨质疏松引起的骨折很常见,这种骨折跟我们平时理解的骨折不一样,医学上称之为骨质疏松性压缩性骨折,是一种病理性骨折,多见于中老年人(图37),尤以70岁以上多见,多无明显诱发原因,有些人有最近搬重物或剧烈咳嗽史(图38),或行走失

老了,腰疼,唉······

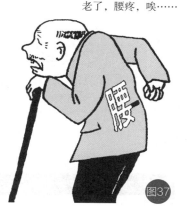

图37

稳,或闪挫等均可引起骨折,究其根本原因就是骨质疏松了。我们人体骨骼中都有两种主要细胞,成骨细胞和破骨细胞,青少年时是成骨细胞活性大于破骨细胞活性,成年人两种细胞势均力敌,老年人则破骨细胞占优势,所以随着年龄的逐渐增高,我们的骨质也就越来越疏松,有时稍有点外力作用骨骼就骨折了(图39)。因此,中老年人骨质疏松并发骨折都是由外力引起的。

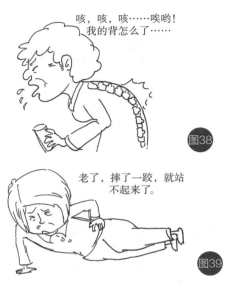

图38

图39

（王松、张爱华、胡继军）

14. 为什么说中老年人骨质疏松容易并发椎体压缩性骨折？

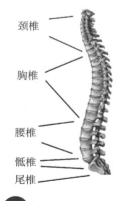

图40　脊椎的组成部分

颈椎

胸椎

腰椎

骶椎

尾椎

答：脊柱俗称"大梁"，是人体四肢和骨盆的中轴支柱，成人脊椎由 26 块椎骨头组成（图 40）。人类站立在地球上主要靠脊柱支撑躯体。脊柱椎体前部负重量大，尤其是第 11、12 胸椎及第 3 腰椎，它们的负荷量更大（图 41）。患有骨质疏松的老年人，椎体骨内的骨密度和强度都下降，继而脊柱的整体负重能力下降，在轻微外力下就会引起椎体内部骨折，椎骨高度下降，被压缩变形（图42）。骨质疏松性椎体压缩性骨折的发病率很高，并且随着老龄化逐年升高，主要见于老年女性。

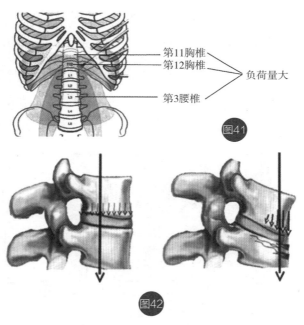

第11胸椎
第12胸椎
第3腰椎
负荷量大

图41

图42

（张汉卿、郭礼跃、邓长翠）

15. 为什么中医整脊治疗老年人骨质疏松并椎体压缩性骨折有特色优势？

答：中医整脊（图43）以"理筋、调曲、练功"为治疗老年骨质疏松症并压缩性骨折的主要原则，理筋是中医整脊的重要步骤，通过理筋，能充分放松人体肌肉，疏通经脉；调曲是中医整脊的核心技术，通过调曲，能改善人体脊柱的生理曲度，调整脊柱小关节紊乱，减轻各段椎骨的压应力；练功是中医整脊的关键环节，能加强脊柱周围各肌肉、韧带、小关节囊的张力（图44），维持脊柱的稳定性，保障中医整脊治疗后的疗效。老年骨质疏松症并压缩性骨折（图45）的本质是本虚标实，通过理筋、调曲、练功改善病人的脊柱周围韧带、肌肉功能，调整因椎体旋转、移位和椎体异常所改变

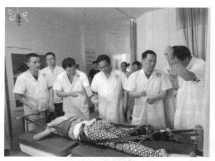

图43

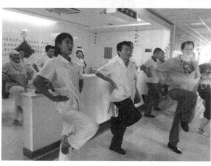

图44

的椎曲，从根本上治疗该疾病。

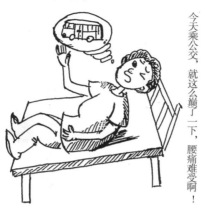

图45

（张汉卿、冯华山、雷鸣）

16. 为什么老年人骨质疏松并发脊椎压缩性骨折要即时治疗？

答：老年人骨质疏松并发脊椎压缩性骨折要即时治疗的原因如下：

（1）即时缓解老年人的疼痛症状（图46），预防驼背畸形的产生。

（2）可以避免骨质疏松并发脊椎压缩性骨折带来的并发症（图47），若老年人以长期卧床治疗为主，会有褥疮、泌尿系统感染与结石、大便失禁或便秘、坠积性肺炎等出现；避免因椎体压缩骨折后相应脊柱节段后凸畸形继发腰椎管狭窄。

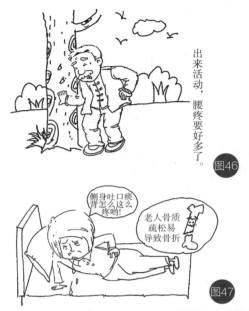

出来活动，腰疼要好多了。

图46

侧身吐口痰背怎么这么疼哟!

老人骨质疏松易导致骨折

图47

（3）早期改善其生活质量（图 48），减轻家庭负担。

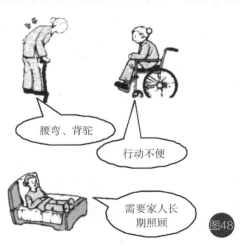

腰弯、背驼

行动不便

需要家人长期照顾

图48

综上所述，当出现老年人骨质疏松并发脊椎压缩性骨折时，必须即时治疗。

（王松、张爱华、石江梅）

17. 为什么中医整脊调曲法治疗中老年人骨质疏松并发脊椎压缩性骨折的疗效确切?

答：目前治疗中老年人骨质疏松并发脊椎压缩性骨折的方法主要有中医整脊治疗和于病椎内注入骨水泥的微创治疗。对较小年龄或身体状况较好的中老年人采用中医整脊治疗，调整脊柱的生理曲度（图49、图50），恢复中老年人骨质疏松并发脊椎压缩性骨折的椎体高度，结合内服中药，也能达到增加椎体强度和稳定性，防止病椎塌陷的目的。对于较大年龄的老年人，其全身重要器官的功能有不同程度的衰退，采用中医整脊治疗，需要长期服用药物和卧床，很容易带来下肢静脉血栓、褥疮、泌尿系统感染等并发症，甚至会加重骨质疏松，较难达到预期治疗效果。以微创方式于骨折压缩椎体内注入骨水泥（图51），可迅速增强病椎的强度，即时止痛，有效地治疗老年人骨质疏松并发脊椎压缩性骨折，目前较广泛地在临床中应用。

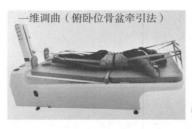

一维调曲（俯卧位骨盆牵引法）

图49

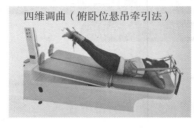

四维调曲（俯卧位悬吊牵引法）

图50

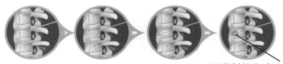

以微创的方式注入骨水泥

图51

（王松、张爱华、石江梅）

18. 为什么说脊椎骨质疏松并发椎体压缩骨折要与脊椎骨外伤性单纯性压缩骨折作区别？

答：脊椎骨质疏松并发椎体压缩骨折与脊椎骨外伤性单纯性压缩骨折都属于相同病变部位的骨折（图52）。脊椎骨外伤性单纯性压缩性骨折（图53），是指由于外伤暴力因素造成脊椎椎体前方压缩不超过椎体厚度的1/2，不合并附件骨折或韧带撕裂，或单纯附件（横突、棘突或单侧椎板、椎弓根）骨折，属稳定性骨折。临床以第11、12胸椎和第1、2腰椎最为多见。脊椎骨质疏松并发椎体压缩骨折（图54）是由于骨质疏松的缘故，轻微暴力诱发脊椎骨骨折，发生率更高。这类骨折以病人身体条件差，受累骨质量差，骨折愈合时间

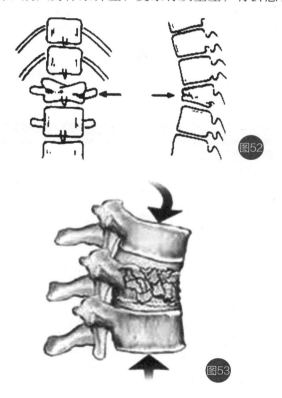

图52

图53

迟缓及再骨折的发生率较高以及预后不确定为特点，治疗方法也与脊椎骨单纯性压缩骨折不同。因此临床上要将这两种骨折区别治疗。

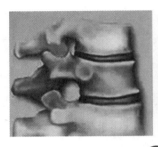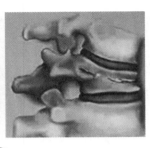

图54

（王松、郭礼跃、邓长翠）

19. 为什么脊椎骨质疏松并发椎体压缩骨折预后较脊椎骨外伤性单纯性压缩骨折差？

答：脊椎骨外伤性单纯性压缩骨折致伤因素明显（图55），起病急，致伤后对脊柱稳定性影响不大，一般无韧带损伤，无明显移位倾向，在治疗上也较为简单，多用保守治疗，病程短，骨折愈合基础好，预后较好。

脊椎骨质疏松并发椎体压缩骨折（图56）以病人身体条件差（图57），受累骨质量差，临床致伤因素不明显，起病缓慢，进行性加重，并且骨折愈合时间迟缓，以及再骨折的

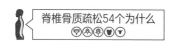
发生率较高，预后不确定为特点，治疗方法较复杂，病程长，骨折愈合基础差，预后较差。所以，脊椎骨质疏松并发椎体压缩骨折预后较脊椎骨外伤性单纯性压缩骨折差。

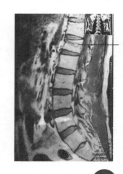

外伤性单纯性压缩性骨折

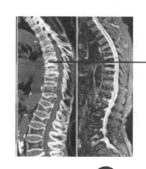

骨质疏松易并发椎体压缩性骨折

图55　　　　　　　　　图56

唉哟……

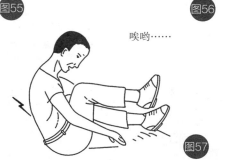

图57

（张汉卿、冯华山、高杨）

20. 为什么中老年人骨质疏松易并发股骨转子间骨折、股骨干骨折、股骨颈骨折、肱骨骨折？

答：骨质疏松症是一种以骨量低下，骨微结构破坏，骨脆性增加（图 58）和易发生骨折（图 59）为特征的全身性骨病。中老年人骨质疏松，除了易引起脊柱椎体压缩骨折外，身体其他部位以松质骨为主要结构的骨，如股骨转子间、股骨干、股骨颈、肱骨等，即使低能量的损伤（如跌伤）也易致骨折（图 60），且多为粉碎性骨折，常为不稳定型。中老年人这些部位常以松质骨为主要骨质结构，血运丰富，此类骨折不但畸形率高，而且病人因为治疗时制动时间较长，容易产生相关卧床并发症，随之死亡率也较增高，因此不容忽视这类高龄骨折病人。

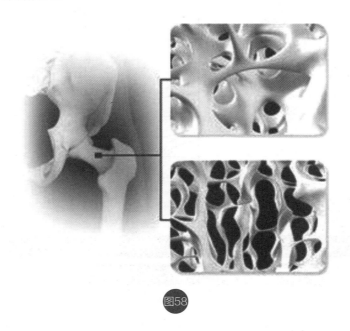

图58

啪……怎么了，我的右腿？

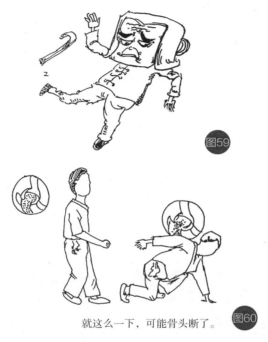

图59

就这么一下，可能骨头断了。 图60

（张汉卿、冯华山、雷鸣）

21. 为什么中西医结合治疗中老年人骨质疏松并发股骨转子间骨折有优势？

答：股骨转子间骨折又称"股骨粗隆间骨折"。中西医结合治疗中老年人股骨粗隆间骨折（图61），在外科手术复位的基础上，配合中医辨证分期论治，可促进骨折愈合与功能康复。运用传统中医药特色疗法配合现代西医外科手术治疗骨质疏松性股骨粗隆间骨折，可以减少病人卧床时间，有效预防各种并发症的发生，促进骨折断端更好地愈合，取得满意的疗效。尤其是手术治疗后，按中医骨折三期辨证论治加服中药（图 62），早期给予活血、行气止痛中药可以抗血小板凝聚，抗血栓形成，改善骨折断端局部血液供应，加快软组织损伤的修复和水肿的吸收；中晚期给予接骨续筋、补益肝肾方药能促进骨折愈合，预防骨质疏松，改善关节功能，加快病人的康复速度。所以说中西医结合治疗中老年人骨质疏松并发股骨转子间骨折有优势。

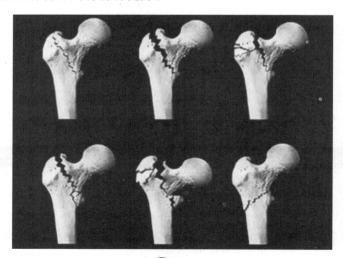

图61

治疗骨折，中、西医方式各有优缺点。

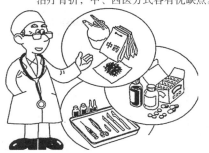

图62

（张汉卿、冯华山、雷鸣）

22. 为什么中西医治疗老年人骨质疏松并发股骨干骨折各有优缺点？

答：治疗老年人骨质疏松并发股骨干骨折时，如采用外科手术治疗（图63），骨折复位确切，骨折断端对位对线良好，内固定牢固。但老年人常合并心肺功能差，身体机能欠佳，心肺功能在麻醉时耐受性差，容易导致意外。如采用中医治疗，卧床牵引（图64）可避免手术带来的一系列术后并发症，避免术中麻醉的风险、术后感染、二次手术所带来的创伤等。但中医治疗时，病人卧床时间长，容易导致泌尿感染、肺部感染、褥疮等并发症，甚则严重威胁病人生命，治疗后可能会因骨折对位对线不良，导致骨折畸形愈合。综上所述，中西医治疗老年骨质疏松并发股骨干骨折各有优缺点。

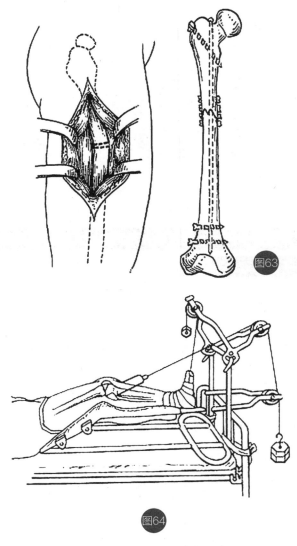

图63

图64

（张汉卿、冯华山、雷鸣）

23. 为什么中老年人骨质疏松并发脊椎骨骨折好发于脊柱的胸腰段？

答：人体脊柱是支撑人体的支柱（图65），能缓冲身体的压力和震荡，将身体的重量和所受的震荡由脊柱传达至下肢。从骨质结构看，脊椎骨由海绵样的松质骨构成，中老年人性激素水平下降，这时骨的重构是骨的吸收大于骨的形成，脊椎椎体内骨量丢失更容易（图66）。脊椎各骨在骨质疏松的基础上频繁地承受人体重量、缓冲身体的压力和震荡的刺激，加上脊柱胸腰段是人体腰部屈伸旋转的枢纽，尤其是第11、12胸椎及第3腰椎，承受的负荷量更大，脊柱胸腰段各脊椎骨更容易出现骨质疏松并发脊椎骨骨折（图67）。因此，中老年人骨质疏松并发脊椎骨骨折好发于脊柱的胸腰段。

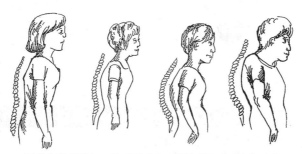

随着年龄的增加，骨质要丢失，脊柱形态也要发生改变。

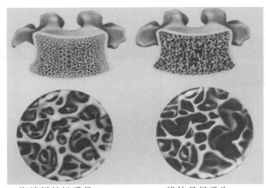

海绵样的松质骨　　　　椎体骨量丢失

图66

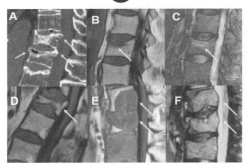

图67　A、B、C、D、E、F呈现双凹征

（王松、祝乾清、李良彬）

24. 为什么中老年人骨质疏松并发椎体压缩骨折能继发相应脊柱节段椎管狭窄？

答：中老年人骨质疏松并发椎体压缩骨折（图 68），是椎体骨内脆性增加的松质骨受重力和震荡的影响发生的微小骨折（图69），这种骨折进行性地使受累椎体高度下降、塌陷，椎体压缩。由于椎体后方有附件保护，特别是左右关节突的保护，致使椎体前方不断地压缩，加上人体重力因素的影响，受累椎体后方成角突入椎管内，受累节段椎管容积变小而继发椎管狭窄（图70）。因此，中老年人骨质疏松并发椎体压缩骨折能继发相应脊柱节段椎管狭窄。

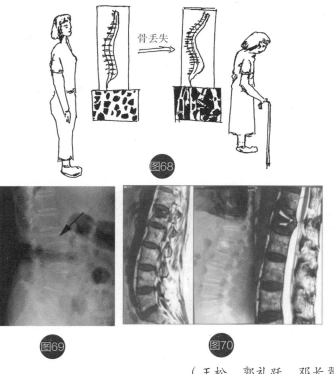

骨丢失

图68

图69

图70

（王松、郭礼跃、邓长翠）

25. 为什么说骨质疏松并发的椎管狭窄要与退变性椎管狭窄作区别?

答：骨质疏松症并发的椎管狭窄与退变性椎管狭窄是两种与人体衰老有密切联系的骨、关节退行性疾患，在老年人中发病率相当高。随着人口老龄化，脊柱退变常伴发骨质疏松，骨质疏松某种程度上亦可促进退变性脊柱椎管狭窄的进程。骨质疏松症是以骨量减少、骨的微观结构退化为特征，致使骨的脆性增加以及易于发生骨折的一种全身性骨骼疾病。骨质疏松后，往往很轻微的动作会导致脊椎骨折（图71）、脊柱骨变形，从而引发脊柱的椎管狭窄症（图72）。退变性脊柱椎管狭窄是脊柱椎管、神经根管、侧隐窝或椎间孔因退行性变，

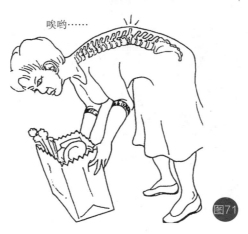

唉哟……

图71

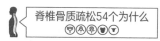

导致骨性或纤维结构形态和容积异常（图73），单一平面或者多平面的一处或多处管腔内径狭窄，引起神经根、马尾及血管受压出现临床症状等症状。

　　这两种脊柱椎管狭窄产生的原因和主要症状不同，病程长短不一，治疗方法也不完全相同，预后也存在不确定性。因此临床时应将它们进行区别，指导治疗。

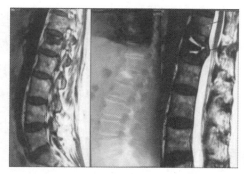

图72

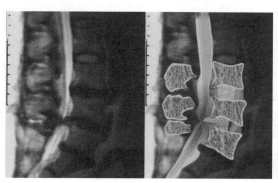

图73

（王松、张爱华、胡继军）

26. 为什么中老年人骨质疏松，在脊柱影像学可见受累病椎形似元宝状或双凹状？

答：正常人椎体骨的结构类似圆柱状，上下由椎体的骨骺板骨化停止后形成的，呈轻度凹陷的骨性终板构成，周边由骨密度较高的皮质骨构成，中央体内部分由自上而下排列的海绵样的松质骨构成，共同维持椎体的完整性。人进入中老年后，性激素水平下降，骨的重构是骨的吸收大于骨的形成，脊柱椎体内的松质骨较外周皮质骨更容易丢失骨量。表现为：椎体腔内松质骨结构开始变细、脆弱，受重力和震荡影响发生微小骨折，使椎体腔内高度下降（图74），终板塌陷。而椎体周边皮质骨因吸收速度较慢相对支撑刚度变化较

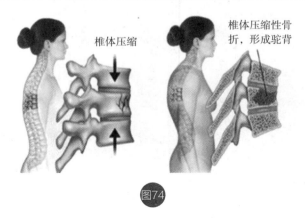

椎体压缩

椎体压缩性骨折，形成驼背

图74

小，加上还有前后纵韧带的保护，这个时期影像学侧位像（图75）更容易见到受累椎体形似元宝状（一侧终板塌陷）或双凹状（两侧终板塌陷）。如果个别病人的椎间盘结构还较完整，髓核组织还存在，加上左右两侧椎弓根的支撑和上下两面终板的中央凹陷，这个时期影像学正位像可见到受累椎体形似元宝状（一侧终板塌陷）或双凹状（两侧终板塌陷）。

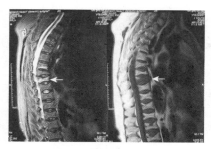

（王松、张爱华、石江梅）

27. 为什么有个别60岁左右的妇女，在"月经"还正常的情况下全身骨质疏松征象并不明显？

答：《素问·上古天真论》记载："帝曰：人年老而无子者，材力尽邪，将天数然也？岐伯曰：女子七岁，肾气盛，齿更发长；二七而天癸至，任脉通，太冲脉盛，月事以时下，故有子；三七，肾气平均，故真牙生而长极；四七，筋骨坚，发长极，身体盛壮；五七，阳明脉衰，面始焦，发始堕；六七，三阳脉衰于上，面皆焦，发始白；七七，任脉虚，太冲脉衰少，天癸竭，地道不通，故形坏而无子也……"

"帝曰：有其年已老而有子者，何也？岐伯曰：此其天寿过度，气脉常通，而肾气有余也。此虽有子，男不过尽八八，女不过尽七七，而天地之精气皆竭矣。"

"帝曰：夫道者年皆百数，能有子乎？岐伯曰：夫道者，能却老而全形，身年虽寿，能生子也。"

以上记载说明妇女50岁左右进入更年期（图76），月经紊乱，性激素水平下降。生活中也有极个别妇女，到了60岁仍然有月经，这标志着她的性激素水平还处于正常。由于性激素直接影响骨的代谢，它能抑制骨质的吸收，促进骨的形成，维持骨骼的骨量。所以，个别60岁左右的妇

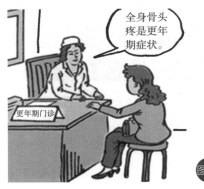

全身骨头疼是更年期症状。

更年期门诊

图76

女（图77），在"月经"还正常的情况下全身骨质疏松征象并不明显。

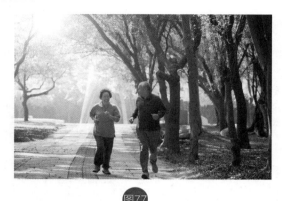

图77

（王松、张爱华、胡继军）

28. 为什么补肾中药能防治骨质疏松?

答：中医学认为，肾精亏虚是导致骨质疏松症的一个重要原因，古云："肾藏精，精生髓，髓生骨，故骨者肾之所合也。髓者，肾精所生，精足则髓足，髓在骨内，髓足则骨强。"骨的生长、发育、衰弱均与肾精的盛衰关系密切，肾精充足则骨髓生化有源，骨得到骨髓的营养而坚固有力。反之，骨髓化源不足，不能濡养骨骼，会有骨骼脆弱乏力，导致骨质疏松症。补肾中药（图78）可以通过调节下丘脑–垂体–多个靶腺轴的功能，改善骨的内部结构。现代研究从成骨细胞与破骨细胞的关系、细胞因子在等细胞分子水平上探讨补肾中药防治骨质疏松的机理，并取得了一定的成果，为"肾主骨"理论提供了实验依据。所以说，补肾中药能防治骨质疏松症。

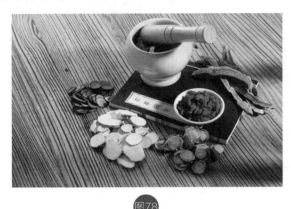

图78

（王松、张爱华、石江梅）

29. 为什么中药淫羊藿对治疗中老年人骨质疏松有辅助作用?

答：中医学理论认为，骨质疏松症多为"肾虚"，而淫羊藿（图79、图80）具有补肾壮阳、强筋健骨、祛风除湿之功效，现代研究发现其化学成分中淫羊藿苷是淫羊藿中含量最为丰富的黄酮苷类化合物，可促进骨髓间充质干细胞的成骨性分化，有抗骨质疏松的作用。故淫羊藿对治疗中老年人骨

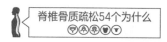
质疏松有辅助作用。

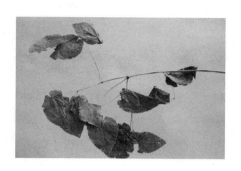

图79

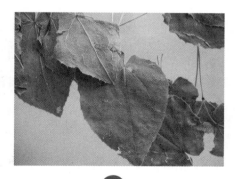
图80

（王松、张爱华、石江梅）

30. 为什么中老年人骨质疏松单独补钙作用不大？

答：骨质疏松（图81）产生的原因有很多，其中有内分

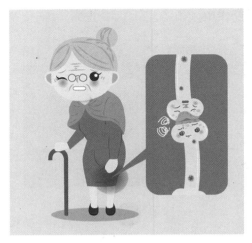

图81

泌因素、遗传因素、营养因素、失用因素等。治疗骨质疏松
的原则包括减缓骨丢失率和恢复已丢失的骨量，治疗方法有
药物治疗和外科治疗等。药物治疗包括矿化类制剂、骨吸收
抑制剂、骨形成促进药等。老年人生理机能下降，雌激素、
雄激素、孕激素分泌减少不能抑制骨吸收，促进骨形成，而
且消化吸收功能下降，因此老年骨质疏松单纯补充钙剂作用
并不明显（图82）。钙剂和维生素 D 是纠正骨质疏松的基础
用药，但它们仅仅可以在骨的形成过程中提供原料。因此，
仅靠补钙是远远不够的，在补钙的同时，必须阻止骨丢失并
降低骨折风险，加强运动锻炼（图83）。

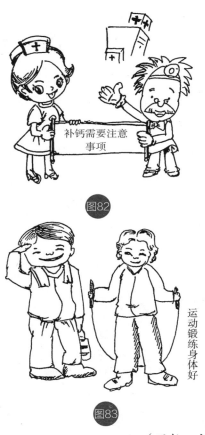

图82

图83

（王松、祝乾清、高杨）

31.为什么饮食清淡，多食含钙量丰富的食物，对预防骨质疏松有帮助？

答：人的各个年龄阶段都应当注重骨质疏松的预防，婴幼儿和年轻人的生活方式都与骨质疏松的发生有密切联系。钙质的摄入对于预防骨质疏松有不可替代的作用。钙是形成骨骼的主要矿物质（图84），在生命的所有阶段适宜的钙补充都是十分关键的。为了维持必需的钙蓄积，需补充较维持量更多的钙。老年人饮食清淡（图85），不易损伤脾胃，有利于食物的消化和吸收。食物中要多食入一些含钙、磷、维生素及蛋白质丰富的食品（图86），以弥补体内与骨代谢有关的物质的不足。饮食预防骨质疏松贵在长期、合理地调节饮食并持之以恒，短时间内暴饮暴食不但对身体无益，反而有害。

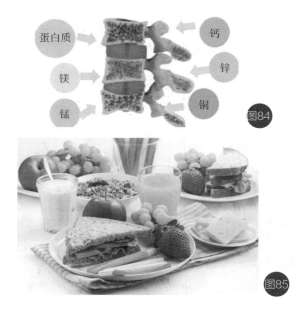

蛋白质

镁

锰

钙

锌

铜

图84

图85

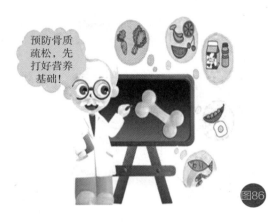

预防骨质疏松，先打好营养基础！

图86

（张汉卿、郭礼跃、高杨）

32. 为什么运动锻炼对骨质疏松有好处？

答：人体自身重力是由地心引力产生的相同大小作用于人体的反作用力，其对人体支架（骨骼系统）的生长、发育、结构的形成产生静力学影响，而运动和劳动中的应力则对骨骼产生动力学作用（图87、图88）。身材高大、体重重者较身材矮小、瘦弱者骨容积和骨量大，且骨的密度也相对较高。机体负荷可以增加骨转换率，刺激成骨细胞生物活性，增加骨的重建和骨量的积累。并且还可以增加肌力，有效减少跌倒机率。长期坚持有规律的负重行走或跑步、爬楼梯，可以增加骨质的骨密度。因此，无论男女老少（图89），只

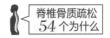
要坚持体育锻炼及体力劳动，均可减少由于增龄而导致的骨量丢失。

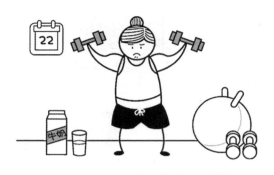

合理锻炼，增强体质

图87

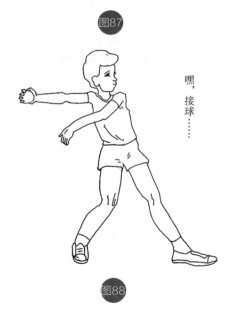

嘿，接球……

图88

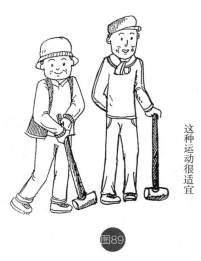

这种运动很适宜

图89

（王松、祝乾清、李良彬）

33. 为什么中老年人做运动预防骨质疏松要注意方法？

答：中老年人进行运动锻炼预防骨质疏松时必须结合自身的特点，因人而异，因地制宜，因时而异，工作生活相结合，防止过劳过逸。运动前的准备工作和锻炼后的整理工作要特别注意，使整个锻炼善始善终，从而使身体舒缓适应。最重要的是持之以恒，不要半途而废。运动方式的选择及注意事项尤为重要，慢跑（图90）速度以每分钟100~200米为宜，量力而行，以身体微微出汗，感到舒适、不气短为宜。游泳是预防骨质疏松症的一项极佳的锻炼方法（图91），是中

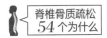

老年人极佳的锻炼方式。再有，打太极拳（图92）、练气功、散步、扭秧歌等运动项目都是很适合中老年人预防骨质疏松的运动。但运动时，动作不宜过快，幅度不宜过大，量力而行。

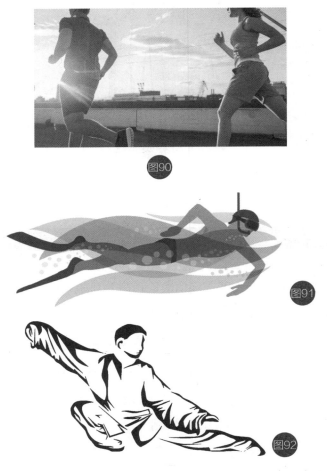

图90

图91

图92

（王松、祝乾清、李良彬）

34. 为什么会把骨密度低于 2.5 作为骨质疏松症的一个诊断标准？

答：骨密度全称是骨骼矿物质密度，是骨骼强度的一个重要指标，以克 / 每平方厘米表示，精度高，是一个绝对值，有专门的检查仪器（图 93、图 94）。人体骨矿物质含量与骨骼强度和内环境稳定密切相关，因而是评价人类健康状况的重要指标。在生理状态下，人体骨骼中骨矿物质含量随年龄不同而异，在病理状态下，某些药物可导致骨矿含量改变。世界卫生组织（WHO）在 1998 年和 2004 年发布了骨质疏松症的诊断标准，绝经后女性和 50 岁以上男性使用 DXA 测得的股骨颈骨密度（图 95），参照白种人年轻女性峰值骨量减少 2.5 标准差（–2.5SD）及以上，作为骨质疏松症的诊断标准。

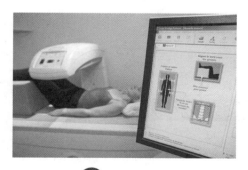

图93 骨密度检查

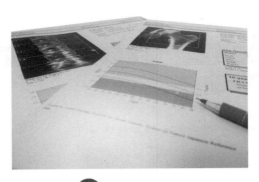

图94 骨密度检查报告

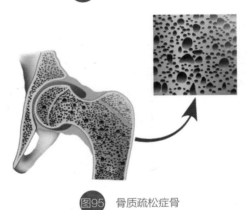

图95 骨质疏松症骨

（王松、祝乾清、李良彬）

35. 为什么骨质疏松病人容易摔倒？

答：研究者认为，神经肌肉功能下降、视力减退和低骨密度的股骨颈是老年人发生髋部骨折的主要危险因素（图

96）。老年人中相当部分的脊柱椎体和前臂骨折是在跌倒后诱发的（图97）。骨质疏松症以骨量降低和骨组织微结构破坏为主要特征，骨的脆性增加，并且骨质疏松症病人的临床表现常有骨痛和肌无力等症状，常于劳累或活动后乏力加重，负重能力下降或不能负重。老年骨质疏松症病人骨的脆性增加，再加上存在着视力、平衡力、肌力不足和注意力不集中等情况，下肢神经肌肉功能下降，更加容易摔倒，摔倒则易发生骨折（图98）。

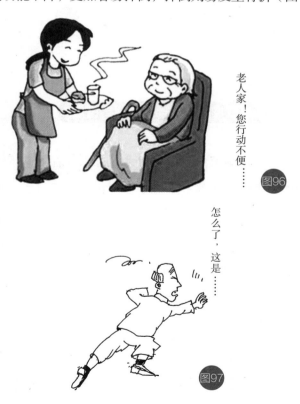

老人家！您行动不便……

图96

怎么了，这是……

图97

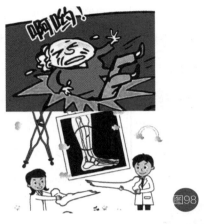

图98

（王松、张汉卿、李良彬）

36. 为什么选取椎体和髋部来测量骨密度？

答：椎体和髋部属于中轴骨，具有承载着人体运动和站立的功能。椎体和髋部（图99）主要由骨松质组成，是最易骨折的部位之一。发生骨质疏松症时，椎体和髋部骨小梁首先遭到破坏，最先波及的是横行骨小梁，而后是前柱骨小梁和后柱骨小梁，使骨小梁数量、形态、结构发生病理改变，骨强度明显下降。椎体和髋部骨质疏松骨折，给人们生活、工作带来极大的不便。近年来，有关诊断敏感部位的研究显示，髋部骨密度测量具有十分显著的诊断作用，优于腰椎的骨密度测量，因此更加趋向于选取髋部来测量骨密度（图100）。

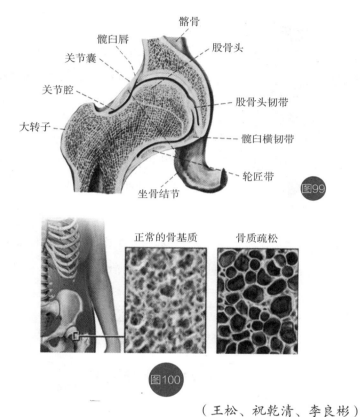

髂骨

髋臼唇

关节囊

关节腔

大转子

股骨头

股骨头韧带

髋臼横韧带

轮匝带

坐骨结节

图99

正常的骨基质　　骨质疏松

图100

（王松、祝乾清、李良彬）

37. 为什么医生早发现病人患有骨质疏松非常重要?

答：骨质疏松症是退化性疾病，容易出现骨痛、肌无力、脊柱畸形和骨折等症状（图101、图102），极大威胁着中老年人群的健康。目前，我国60岁以上老龄人口估计有1.73亿

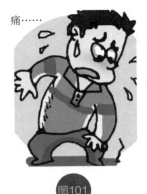

痛……

图101

患有骨质疏松。为了能够更好地规范临床骨质疏松症的诊治，2011 年年初中华医学会骨质疏松和骨矿盐疾病分会发布了《原发性骨质疏松症临床诊疗指南》。这一指南是临床医生的"指南针"，鲜明地表达了"上医治未病"的观念，对于骨质疏松病人，无骨折发生而存在骨折的高风险人群应该充分关注，早期诊断就显得尤为重要，既有利于中老年人增强防范意识，也有利于医生对病人进行早期治疗。

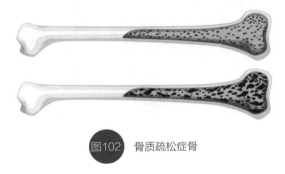

图102　骨质疏松症骨

（王松、祝乾清、李良彬）

38. 为什么中老年人骨质疏松症和骨性关节炎不是一回事？

答：骨性关节炎（osteoarthritis，OA）是一种极其常见的慢性关节疾病（图103）。该病以软骨改变为主要特征，进而造成软骨下骨坏死、囊性变，骨密度增加和伴发骨赘形成的一种非特异性炎症，其发生主要与衰老、肥胖、炎症、创伤、关节过度使用、代谢障碍及遗传等因素有关。

　　骨质疏松症（osteoporosis，OP）是一种以骨量低下，骨微结构破坏，骨脆性增加，易发生骨折为特征的全身性骨病。这一定义是1994年由世界卫生组织（WHO）专家提出的（图104）。其主要病因包括种族、遗传、性别、年龄、激素水平的调控、细胞因子的作用、营养状况、生活方式、疾病状态和药物影响等方面。骨质疏松的主要发病部位是人体中轴骨及四肢长骨骨干，疼痛以夜间加重为主要特点；骨性关节炎的发病部位是可动关节的骨骼及软组织，主动活动和被动活动均有明显疼痛，与关节负重运动、气候温度变化相关（图105）。两者在病理、病因、部位、诊断、治疗及预后等都有不同，需要详细鉴别。

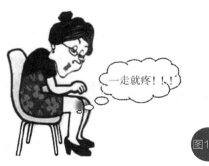

图103

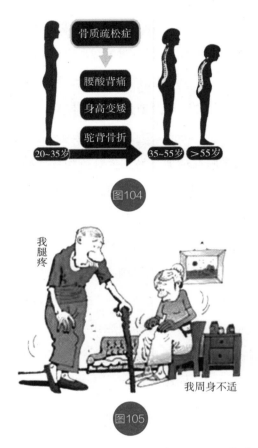

图104

图105

（王松、祝乾清、张桂友）

39. 为什么老年人骨质疏松女性会多于男性？

答：骨质疏松（图106）的发病率随着年龄的增长而增

加，在老年人中女性的发病率明显高于男性（图107），据统计，老年男性骨质疏松发病率约为20%，而绝经后妇女约为50%，老年女性骨质疏松症的发病率一般占全部老年骨质疏松的70%~80%。男性青春期长，且生长速度快，所以骨长得又高又坚固；而女性青春期相对于男性来说较短，所以就显得

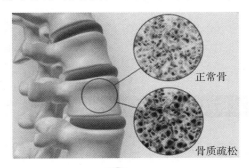

正常骨

骨质疏松

图106

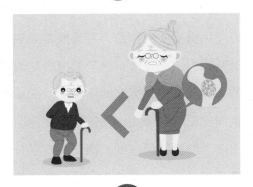

图107

脆弱。另外，老年女性骨丢失的速度快于男性，尤其是女性绝经后，由于体内性腺的萎缩，功能下降，体内雌激素水平明显降低，骨的分解速度大于合成速度，加速了骨质疏松的进程。由于男性体内性激素的变化远远没有女性的显著，所以老年男性骨质疏松的发生率、进展速度明显低于老年女性。

（张汉卿、冯华山、张桂友）

40. 为什么长期服用激素会导致骨质疏松？

答：糖皮质激素是肾上腺激素的一种，人长期大量使用糖皮质激素后会继发骨质疏松症（图 108）。糖皮质激素对骨的直接作用包括抑制成骨细胞的复制与功能，直接激活破骨细胞的功能。应用糖皮质激素后，导致成骨细胞减少与破骨细胞生成。研究认为，成骨细胞数量的减少与凋亡的增加导致了骨形成的减少及骨小梁宽度的下降。糖皮质激素可以阻止间充质细胞向成骨细胞分化，促进其转化为脂肪细胞，这导致了成熟的成骨细胞数量减少。糖皮质激素长期大量使用（图 109）所造成的骨质疏松症的发病率仅次于绝经后妇女骨质疏松症及老年性骨质疏松症，居第三位。

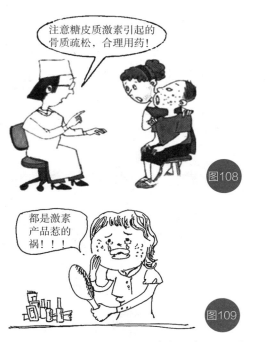

图108

图109

（张汉卿、冯华山、雷鸣）

41. 为什么患甲状腺功能亢进的病人容易发生骨质疏松症？

答：甲状腺功能亢进（简称"甲亢"）在临床上主要表现为心悸、气短、多汗、怕热、消瘦、乏力等症状（图110），实验室检查可以发现尿中钙、磷的排出增加。骨X线片显示明显脱钙及骨密度降低。甲亢病人的甲状腺素异常增多，可以使成骨细胞和破骨细胞的活性增加，但是破骨细胞活性增加得更加明显，所以骨吸收的作用超过了骨形成，骨转换率增加，就导致了骨质的慢性丢失。同时，由于甲亢属于高分解代谢的疾病，蛋白质分解过盛，体内蛋白质入不敷出使骨质合成的原料缺少，因此甲亢病人容易发生骨质疏松症（图111）。

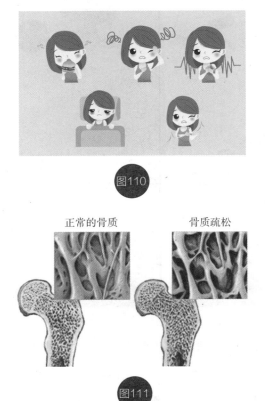

图110

正常的骨质　　　　　　骨质疏松

图111

（张汉卿、冯华山、雷鸣）

42. 为什么降钙素可以治疗骨质疏松引起的骨痛?

答: 降钙素是调节骨代谢的激素之一 (图 112), 是由甲状腺滤泡旁细胞分泌。降钙素作用于破骨细胞受体, 抑制破骨细胞的活性和减少破骨细胞的数量 (图 113)。降钙素能够治疗骨痛, 其机制可能是降低脑细胞内钙离子水平而显著提高痛阈, 另外与血浆 β–内啡肽浓度明显增高有关。β–内

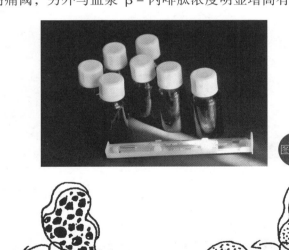

图112

图113

啡肽为内源性阿片肽，和吗啡受体特异性结合，具有止痛作用。它通过抑制环氧化酶活性减少前列腺素和血栓素的合成，而前列腺素可增强致痛物质的敏感性加剧疼痛，降钙素的镇痛作用可能与抑制疼痛介质前列腺素的合成有关。此外，降钙素能降低血钙从而调节疼痛受体的敏感性（图114），提高痛阈。

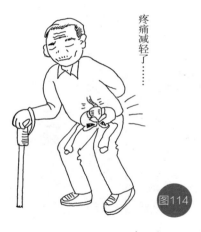

疼痛减轻了……

图114

（王松、冯华山、胡继军）

43. 为什么糖尿病病人易患骨质疏松症？

答：糖尿病病人更易发生骨质疏松症，其与本身的胰岛素状况、维生素 D 水平、血糖、血脂和血压等多个代谢指标控制情况有关（图115）。

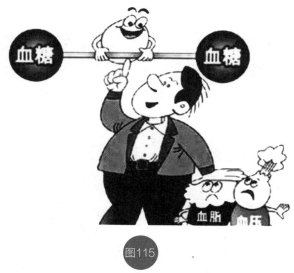

图115

（1）胰岛素分泌不足，使蛋白质分解增加，合成受抑制，造成了负氮平衡。蛋白质是构成骨架的基本物质，蛋白质减少可导致骨基质减少，使钙、磷不能在骨筋中沉积，而造成骨质疏松。

（2）我国居民每日钙的摄入量偏低，加之糖尿病人严格控制饮食，不注意钙的补充，血钙水平低，引起继发性甲状旁腺功能亢进，甲状旁腺激素分泌增多，可动员钙进入血循环，又加重了骨质疏松。

（3）患糖尿病时，病人从尿中大量排出葡萄糖的同时，钙也从尿中排出，排出量比非糖尿病病人更多，因此糖尿病病人更容易发生骨质疏松（图116）。

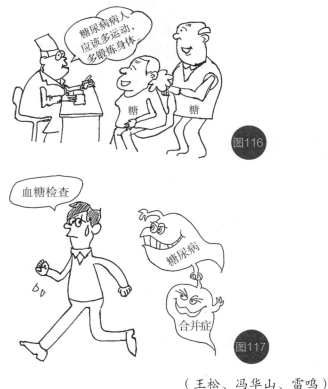

（4）糖尿病病人合并肾病时，维生素 D 在肾脏激活受阻，不能转变成有活性的维生素 D，导致小肠钙吸收减少，肾脏排泄钙、磷增多，骨钙沉着减少（图 117）。

（5）降糖药物的应用，如磺脲类降糖药物的使用，会间接引起骨钙盐的丢失；噻唑烷二酮类（TZD）药物能抑制骨形成，促进骨丢失，从而影响骨骼健康。

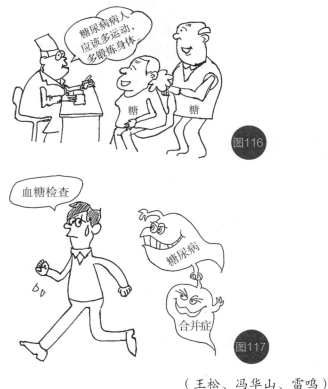

糖尿病病人应该多运动，多锻炼身体。

糖　糖

图116

血糖检查

糖尿病

合并症

图117

（王松、冯华山、雷鸣）

44. 为什么人到 40 岁就需要预防骨质疏松症？

答：由于骨质疏松发病是长期缓慢渐进的过程，所以经常被忽视。人的各个年龄阶段都应当注重骨质疏松的预防（图118），婴幼儿和年轻人的生活方式都与骨质疏松的发生有密切联系。人体骨骼中的矿物含量在 30 多岁达到最高，医学上称之为峰值骨量。峰值骨量越高，人体中的"骨矿银行"储备就越多，到老年发生骨质疏松症的时间就越推迟，程度也越轻。40 多岁正是人体峰值骨量过后的下坡阶段（图119），中老年朋友此时积极改善饮食和生活方式，坚持钙和维生素 D 的补充可减缓骨量的降低速度，从而预防或减轻骨质疏松（图120）。

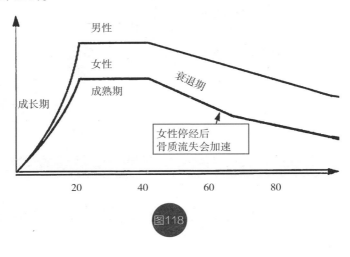

图118

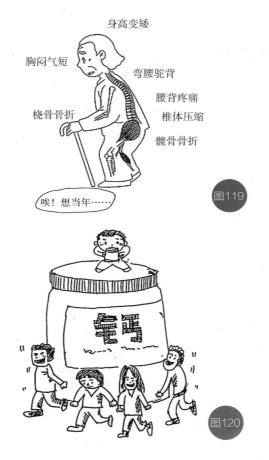

身高变矮

胸闷气短

弯腰驼背

腰背疼痛

桡骨骨折

椎体压缩

髋骨骨折

唉！想当年……

图119

图120

（王松、郭礼跃、邓长翠）

45. 为什么骨质疏松症最常见的主要症状是腰部疼痛？

答：疼痛是骨质疏松症最常见、最主要的症状，原因是由于骨转换过快，骨吸收增加导致骨小梁破坏、消失和骨膜下皮质骨破坏（图121）。另外，由于骨质疏松，其骨的承重能力明显下降，而肌肉必然承受更多的力，长久必然引起肌肉疲劳、劳损，从而产生肌肉及肌膜性疼痛，尤以腰、背部为甚（图122），占疼痛病人中的70%~80%。脊柱俗称"大梁"，是人体四肢、骨盆的中轴支柱。人类站立在地球上主要靠脊柱支撑躯体。脊椎椎体前部负重量大，尤其是第11、12胸椎及第3腰椎，负荷量更大，骨质疏松病人的脊柱负重能力下降，椎体容易压缩变形，并产生疼痛（图123）。

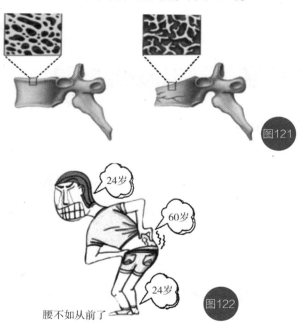

图121

24岁

60岁

24岁

腰不如从前了

图122

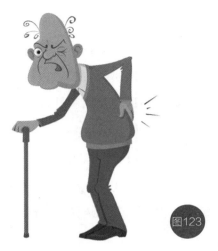

图123

（王松、郭礼跃、邓长翠）

46. 为什么脾肾气虚是骨质疏松症的病机？

答：中医学认为，肾为先天之本（图 124），脾为后天之本，气血生化之源。根据五行相生相克理论，肾精依赖脾气运化水谷精微的滋养，才能源源不断地得到补充（图 125）。如果因为饮食失调（如嗜食偏食、饥饱无常、过服克伐药物），或久病卧床，四肢不动，可导致脾气损伤，运化无力，水谷精微化生不足，不能滋养先天之精，无以充养骨髓，骨枯髓减，则发生骨质疏松症。如《素问·生气通天论》曰："是故谨和五味，骨正筋柔，气血以流，腠理以密，如是则骨气以精，谨道如法，长有天命。"《灵枢·决气》曰："骨入气满，淖泽注于骨。"《医宗必读·痿》曰："阳明虚则血气少，不能润养宗筋，故弛纵。宗筋纵则带脉不能收引，故足痿不用。"所以，对于骨质疏松症患者，运动和营养都很重要（图126）。

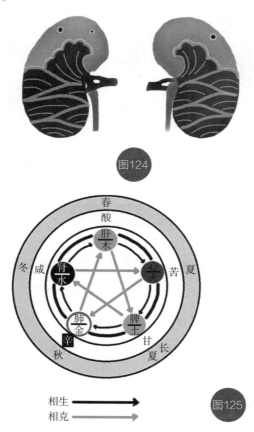

图124

图125

相生 ➡
相克 ➡

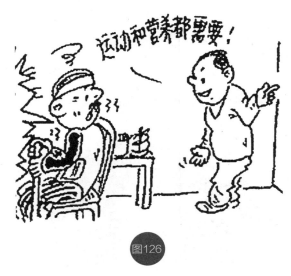

图126

（王松、郭礼跃、邓长翠）

47. 为什么妊娠期女性会有骨质疏松？

答：妊娠妇女会发生不同程度的骨量丢失（图 127），严重者可出现骨质疏松症。其原因主要有以下几个方面：①妊娠期由于胎儿生长发育的需要，孕妇经常处于维生素 D 缺乏状态，且随孕期的增加而更加缺乏。②妊娠期妇女户外活动减少，"晒太阳"的机会也减少，直接影响皮肤中维生素 D 的合成，也减少了运动对骨的刺激，使骨形成不足（图 128）。③孕妇除了承担自身对钙的日益增长的需要外，还为胎儿骨骼的形成提供大量的钙，使得摄入相对不足，从而导致骨质疏松症的发生（图129）。④妊娠期内分泌紊乱及其他各种原因导致的营养缺乏等。

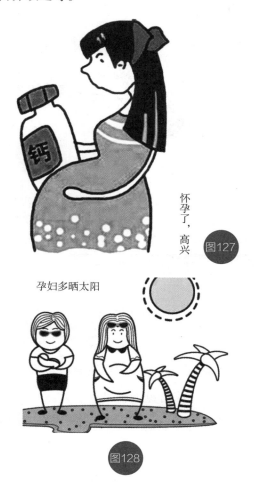

怀孕了，高兴

图127

孕妇多晒太阳

图128

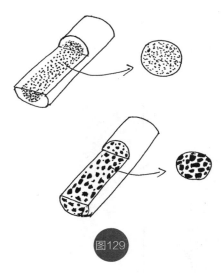

图129

（王松、郭礼跃、邓长翠）

48. 为什么长期饮酒会导致骨质疏松？

答：酒精性骨质疏松症是指因长期、大量的酒精摄入（图130）导致身体骨量减少，骨的微观结构破坏，骨脆性增加，骨折风险增加的一种全身骨代谢紊乱性疾病，属于继发性骨质疏松症，是临床常见的酒精性骨病之一。人体内的酒精过量，就会抑制成骨细胞生成（图131），破坏的骨质大于形成的骨质，骨钙开始流失，骨头就会过早地陷入"入不敷出"的境地，从而出现骨质疏松的情况。此外，嗜酒者成骨细胞活动受抑制，会妨碍钙、镁的吸收和利用，这也是诱发和加重骨质疏松的重要原因。也有研究表明，过度饮酒时乙醇抑制了骨的生成，还抑制了肠道对蛋白的摄入，使雄性激素的分泌减少，而男性雄性激素水平低下可以引起骨质疏松（图132）。因此，长期饮酒会导致骨质疏松。

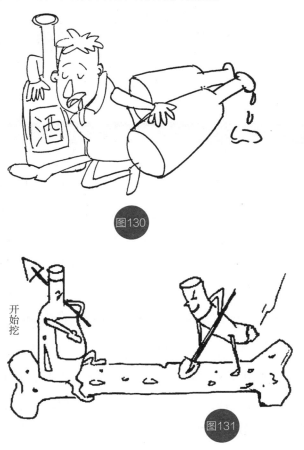

图130

图131

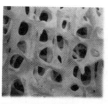

正常骨质

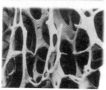

骨质疏松

图132

（王松、郭礼跃、邓长翠）

49. 为什么户外运动能改善中老年人的骨质疏松？

答：户外运动能改善中老年人的骨质疏松，原因如下：

（1）户外运动可使身体血流量增加，为全身组织带来营养，带走代谢废物，使骨的成骨细胞活性升高，促使骨形成；保持了骨内局部环境中性，抵制骨内钙溶解，防止骨质疏松（图133）。

（2）户外运动有助于病人精神状态和食欲改善，增加营养物质如蛋白、钙、磷及维生素 D 等摄入，有利于防治骨质疏松。

（3）户外活动还可接受充足阳光，促进胆固醇转变为维生素 D，使钙吸收增加，钙丢失减少（图134）。

（4）户外运动可通过神经、内分泌调节，影响机体钙平衡。已有研究表明，运动可以使血中雌激素水平升高，活性维生素 D 增加，刺激肠道钙吸收及利用；同时可刺激降钙素产生，降低骨组织对甲状旁腺素的感受性，防止骨质疏松。

户外运动不但直接作用于骨，而且通过改善血流，加强肌肉活动和肌力及运动，对体内激素进行调节，间接改变骨的结构，使骨量增加，减少骨量丢失。可见，户外运动能改善中老年人骨质疏松。

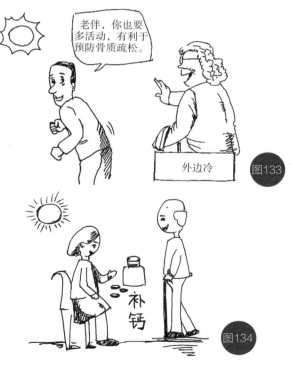

图133

图134

（王松、张爱华、石江梅）

50. 为什么常晒太阳、勤运动有预防骨质疏松的作用？

答：在户外晒太阳能够接受阳光中的紫外线照射，使人体皮肤产生维生素 D，而维生素 D 是骨骼代谢中必不可少的物质，可以促进钙在肠道中的吸收，从而使摄入的钙更有效地吸收，有利于骨钙沉积。故常晒太阳可以远离骨质疏松（图135）。

运动可以远离骨质疏松的原因有以下几方面：①运动能延缓骨量的丢失：运动能促进神经体液调节，促进血液循环，促进破骨细胞向成骨细胞转变和有利于血钙向骨内输送，可以延缓骨量的丢失。②运动能改善激素调控骨代谢过程：运动对骨量的刺激作用可导致相关细胞调节因子浓度升高，促进骨形成相关激素调节，另外，运动还能引起相关细胞调节因子浓度下降，抑制骨吸收相关激素，从而调控骨代谢过程，促进骨形成，抑制骨吸收（图136）。③运动能增强肌肉力量、柔韧性及平衡能力：运动可对肌肉产生机械刺激作用，以刺激肌细胞活性，增加肌肉力量、柔韧性及平衡能力，减少跌倒的危险性，可以远离骨质疏松症引起的骨折的发生率。④运动负荷对骨的直接刺激作用：运动对骨骼能产生力学刺激作用，即骨骼系统对机械力信号（应力）的应变，运动产生的力学信号可以通过细胞骨架的变形转化为生化信号，启动一系列生化反应，从而促进骨在力学刺激方向的重塑，可以远离骨质疏松（图137）。

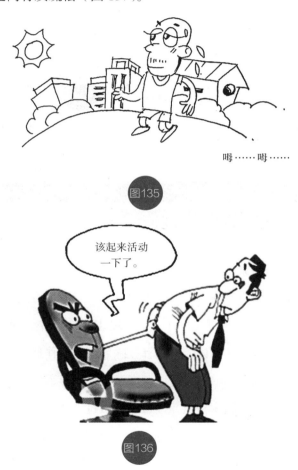

嗯……嗯……

图135

该起来活动一下了。

图136

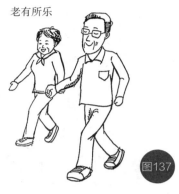

老有所乐

图137

（王松、张爱华、张桂友）

51. 为什么做过椎体成形术的脊椎节段慎行华佗夹脊针刺法? 出现相关症状怎么办?

答：微创施行椎体成形术治疗老年骨质疏松并发脊椎压缩性骨折是目前较为新兴的治疗手段。它是以微创方式于压缩骨折椎体内注入骨水泥（图138），手术操作时，骨水泥穿刺针经皮经椎弓根直达椎体，穿刺针拔除后留下操作通道，骨性缺损。华佗夹脊针刺治疗，适应证广泛，疗效显著。非手术医生如果不了解这些临床特点，按常规在做过椎体成形术的脊椎节段施行华佗夹脊穴（图139，躯体后正中线旁开0.5寸）针刺法，毫针易与骨水泥穿刺通道相接近，可能会通过骨性通道进入个别破损的椎弓根误刺入椎管内造成脊髓神经损伤。

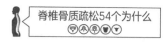
　　若出现相应节段脊髓损伤的神经反应，应立即退出毫针，避免加重神经损害；若局部出现冷硬感、运动不适等相关症状、体征时，建议采用局部药熨和分证论治的口服药物治疗。

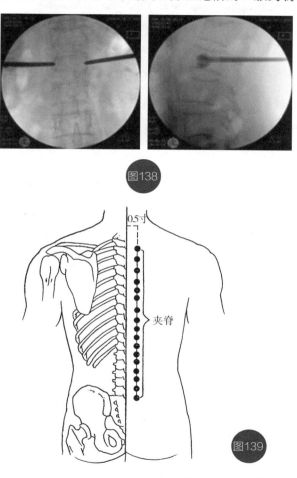

图138

图139

（王松、冯华山、雷鸣）

52. 为什么施行过全髋或半髋人工关节置换术后不可以施行手牵顶盆法？出现相关症状怎么办？

答：手牵顶盆法（图140）：病人侧卧位，患侧在上，健侧屈膝，医生用一足跟蹬住健侧小腿，双手握住患侧踝部，待病人放松后，手足同时协调突然用力做上牵下蹬动作。适用于骶髂关节错缝症、腰骶后关节病和骨盆倾斜者。全或半髋关节置换术后（图141），患侧髋关节的关节囊和圆韧带均已切除或部分切除，关节假体外与一同心圆呈贴合状（图142）。但施行此法，无论向上顶或向下牵，都不能有效地通过下肢引动骨盆，手术部位不但没有达到牵顶复位的效果，还有继发损伤的风险，甚至引起医源性的髋关节脱位，所以不可施行此法。

若此类病人出现腰下部疼痛，并有单侧或双侧臀外上方疼痛，双下肢不等长等症状、体征时，建议骶髂部药熨或熏蒸，臀部推拿或针灸，以及分证论治的口服药物治疗。症状缓解后，可按照《中医整脊常见病诊疗指南》附录B"健脊强身十八式"中的过伸腰肢式和床上起坐式进行练功（参见第十一分册《下腰痛30个为什么》的附录）。

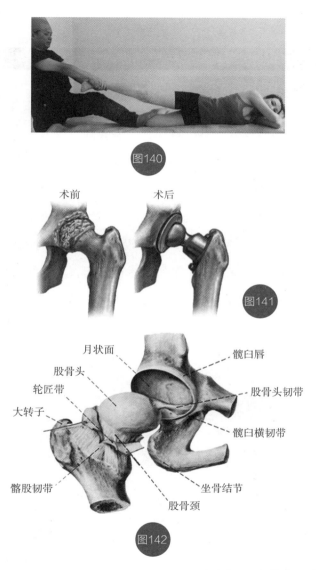

图140

术前　　　　　　术后

图141

月状面　　　　　　　　髋臼唇

股骨头　　　　　　　　股骨头韧带

轮匝带

大转子　　　　　　　　髋臼横韧带

髂股韧带　　　　　　　坐骨结节

股骨颈

图142

（王松、冯华山、雷鸣）

53. 为什么脊源性膝痛经关节镜微创术后要继续施行四维调曲法？出现相关症状怎么办？

答：脊源性膝痛是因脊柱骨关节紊乱、应力失衡导致一侧膝部疼痛的病症。膝关节微创术（图 143）能治疗包括创伤和骨病因素引起的各种膝关节疼痛，也包括脊源性膝痛。针对脊源性膝痛，膝关节镜技术只能暂时性地改善疼痛，并不能从根本上解决疼痛的病因，即没有纠正脊柱骨关节紊乱。所以，脊源性膝痛行膝关节镜手术康复后，应继续施行四维调曲法（图 144）以纠正脊柱骨关节紊乱。

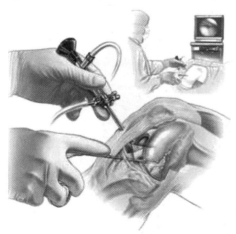

图143

出现髋部、膝周疼痛，腰背部肌肉紧张，髋膝周围软组织压痛，或压痛点不确定等症状、体征时，建议腰部药敷，腰部和膝部针灸，症状缓解可行四维调曲法，以及分证论治的口服药物治疗，可按照《中医整脊常见病诊疗指南》附录B"健脊强身十八式"中的前弓后箭式和金鸡独立式进行练功（参见第十一分册《下腰痛30个为什么》的附录）。

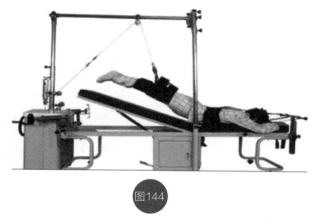

图144

（王松、冯华山、邓长翠）

54. 为什么脊椎骨质疏松症经椎体成形术后要继续施行四维调曲法？出现相关症状怎么办？

答：骨质疏松脊柱并发症是指以各脊椎骨的骨量减少、骨质有机成分生成不足，各椎骨的骨组织微结构破坏为特征，骨骼脆性增加，易发生骨折或相应节段椎管狭窄的疾病。单个或多个椎骨骨折，使椎体高度下降（图 145），从而改变了脊柱的正常曲度。椎体成形术（图 146）只是暂时性地解决椎体压缩性骨折的强度问题，并不能纠正脊柱的正常曲度改变、脊柱骨关节紊乱或脊椎椎管狭窄。所以脊椎骨质疏松症行椎体成形术后，应继续施行四维调曲法（图 144）以纠正脊柱的曲度改变、脊柱骨关节紊乱相应的脊椎椎管狭窄。

出现持续性下腰痛和腿痛，或四肢放射痛、间歇性跛行，双下肢感觉和运动障碍，下肢肌力减退等症状、体征时，明确诊断，建议行腰背部药熨，全脊柱夹脊推拿、针灸，辨证施行四维调曲法，以及分证论治的口服药物治疗，可按照《中医整脊常见病诊疗指南》附录 B "健脊强身十八式"进行练功（参见第十一分册《下腰痛 30 个为什么》的附录）。

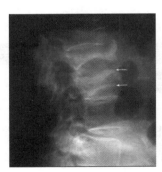

图145

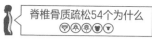
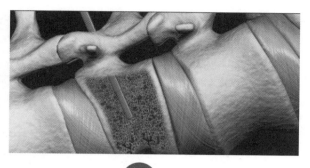

图146

（王松、冯华山、邓长翠）